Glosa sobre las coplas de don Iorge Manrique por Iorge Montemayor

Segunda Edicion

Frente de Afirmacion Hispanista, A. C.
Mexico, 2018

Primera edición: 2012

© Frente de Afirmación Hispanista, A. C.
  Castillo del Morro 114
  11930, Ciudad de México
  E-mail: **frentehispanista@gmail.com**

Glosa sobre las coplas de don Iorge Manrique por Iorge Montemayor

Segunda Edicion

Prologo
La vida que pasa

Jonathan Barnes, de la Universidad de Geneve, en su ensayo **Retórica y poética** (The Cambridge Companion to Aristoteles. 1999), declaró:

> La **Poética** de Aristóteles está incompleta. Nuestro texto promete una discusión de la poesía en general que no prosigue después de la tragedia y la épica. No hay duda de que Aristóteles escribió un segundo libro de **Poética**, que contenía sus reflexiones sobre la comedia.

No obstante, los bibliófilos y filólogos no pierden la esperanza de encontrar algún papiro en Egipto que nos devuelva aunque sea un fragmento del segundo libro. Lo mismo ocurre con la poeta Safo de Lesbos. El último fragmento de una poesía completa se publicó en 2005, después de revisado un papiro griego en los archivos de la Universidad de Cologne, con el título **La vejez**:

> Todos los bellos regalos
> de las Musas de pechos fragantes,
> muchachas, procuradlos
> en la rítmica música de la lira.
> **La vejez me ha arrugado**
> **lo que fue mi suave piel**
> y mi pelo negro se ha tornado de plata;

se ha apesadumbrado mi espíritu, y mis rodillas
ya no me dan la agilidad para danzar
como un ciervo.
Me quejo de mis achaques. ¿Qué puedo hacer?
Pues los humanos no podemos evitar la vejez.
Dicen que Ocaso,
deslumbrada de amor, tomó a Titonos
en sus brazos de rosas a los confines de la Tierra.
Un día joven y bello, **el tiempo lo transformó
a una edad vetusta**, marido de mujer inmortal.

En tiempos de Hesiodo se recitaba una plegaria a la diosa Thanatos:

Oyeme, reina de todos los hombres mortales,
tú, que estás tanto más cerca de ellos
cuanto más tiempo les permites vivir.
Tu sueño mata el alma y el cuerpo,
y cuando has roto los lazos de la naturaleza,
traes el reposo eterno a los hombres;
porque eres común a todos,
y mostrándote injusta con algunos,
pones un fin rápido al curso de la juventud.
En ti sola se cumple todo:
ni rezos ni libaciones aplacan tu cólera.
¡Pero, oh Diosa,
en mis sacrificios y en mis plegarias te suplico
que **extiendas los límites de mi vida,
y otorgues a los mortales una vejez dichosa**!

Séneca (4 a.C. - 65 d.C.), en **Carta CVIII a Lucilo**, planteó el paradigma existencial:

> Tenemos que apresurarnos, sino la vida nos dejará atrás. Los días pasan volando, llevados a galope acarreándonos, y no nos percatamos a la velocidad a la que nos transportan.
>
> Aquí estamos pensando proyectos a futuro, conduciéndonos como si tuviéramos todo el ocio del mundo, cuando estamos rodeados de precipicios.

Luego cita la **Georgica** III de Virgilio:

> Para los pobres seres humanos
> vuelan primero los mejores días de la vida,
> y los siguientes, la enfermedad y el dolor,
> la triste vejez y la mano implacable de la muerte.

En el prólogo de Juan Alfonso de Baena a su **Cancionero** (siglo XV), (Antología del cancionero de Baena. Biblioteca Baenense. España, 2000), se observa que nuestros castellanos realmente no creían más que en el pasado, siguiendo la tradición greco-romana:

> Según se disponen y determinadamente afirman los filósofos y sabios antiguos, natural cosa es amar y desear y codiciar saber los hombres todos los hechos que acaecen en todos los tiempos, también en el tiempo que ya es pasado como en el tiempo que es presente, como en el otro tiempo que es por

venir. Pero de estos tres tiempos **no pueden los hombres ser ciertos salvo fueras ende de aquel tiempo que es ya pasado**, porque si desean y quieren saber del tiempo que es por venir, no pueden los hombres saber el comienzo ni la fin de las cosas que ende avernán, y, por tanto, no saben ciertamente ninguna cosa de aquel tiempo. Y si del tiempo que es presente quieren saber algo, maguera que saben los comienzos de los hechos que en aquel tiempo se hacen, pero, con todo eso, porque no pueden saber el medio ni la fin cuál será, es de tener que no saben los hombres cumplidamente ninguna cosa de aquel tiempo presente.

Juan Gustavo Droysen (1808-84), autor de **Historia de Alejandro Magno** señaló en la sexta parte de su **Método histórico** (The Hermeneutic Reader. Continuum. N. Y., 2002):

La mente finita posee solamente el **ahora y aquí**, mas ante esta existencia miserable y estrecha, se esfuerza por ver al futuro mediante sus deseos y esperanzas, y al pasado a través de sus memorias. Así, idealmente juntado el pasado con el porvenir, cree poseer una experiencia análoga a la eternidad. La mente ilumina su presente con la visión y conocimiento de eventos pasados sin existencia ni duración. La memoria que –madre de las musas– lo forma todo, es la creadora morfológica del mundo y sus representaciones mentales.

Wilhem Dilthey (1883-1911), en **Bosquejo para una crítica de la razón histórica** (Continuum), basado en la ley vital –descubierta por él– "Todo momento observado de la vida no es fluyente, sino un momento recordado". (Advierto que cuando Dilthey usa el término **tiempo**, se refiere concretamente a **duración de la vida**):

> La temporalidad es lo que caracteriza la vida. Tiempo es un concepto debido al poder de unidad sintética de la conciencia, basado en la doctrina de la naturaleza fenomenal del tiempo, de Kant.
> La experiencia vivida del tiempo es un fenómeno continuo, en el que el presente deviene en pasado y el futuro en presente. **El presente llena los momentos de tiempo con realidad**. Las imágenes del pasado como del futuro existen sólo para los que viven el presente permanente para el cual nada existe, sino lo que surge del mismo.
> Cuando recordamos el petrificado pasado, somos pasivos, pero cuando imaginamos el futuro, somos activos porque añadimos la posibilidad al presente. En consecuencia **la experiencia temporal determina el contenido de nuestras vidas**. La realidad conocida en los estudios humanos se concibe gracias a la vida vivida. Mas la observación destruye la experiencia fluyente [de acuerdo a la ley citada].

Ortega y Gasset (1883-1955), en su ensayo **Hegel**, de **Kant**, **Hegel**, **Dilthey**, expresó:

Una vida individual es, por lo pronto, no más que un tropel de hechos pululantes e inconexos, como aquellos rumores. Pero al ser los hechos de una vida sabemos quién es el alguien a quien pasan. **A cada cual le pasa su vida –es decir, la serie de hechos que la integran.** En todos y cada uno de ellos está, solapado, el Mismo. Yo soy el Mismo, el punto de identidad o mismidad latente bajo la diversidad e inconexión aparente de los hechos que urden mi vida.

En su ensayo **Dilthey y la idea de la vida**, reconoció la relación entre su **Razón vital** y la **Razón histórica** del alemán:

Al tomar recientemente contacto pleno con la obra filosófica de **Dilthey, he experimentado la patética sorpresa de que los problemas y posiciones apuntados en toda mi obra** –se entiende, **los estricta y decisivamente filosóficos**– corren en un extraño y azorante paralelismo con los de aquélla. Nada más azorante, en efecto, que encontrarse ya muy dentro de la vida, de pronto, con que existía y andaba por el mundo otro hombre que en lo esencial era uno mismo. La literatura ha dado forma a ese medular azoramiento en el tema del **alter ego**.

Desde las **Meditaciones del Quijote** (1914) hasta mi ensayo sobre **Historiología** (1928) y **La rebelión de las masas** (1930), se afirma, con paradisíaca inocencia, **este insistente paralelismo**. ¿Por qué entonces, valorar como pérdida de diez años en mi desarrollo intelectual mi desconocimiento de Dilthey? ¿No significa ese paralelismo que había llegado yo con mi espontáneo andar a las mismas ideas que éste antes logró y expuso? ¿Qué hubiera ganado recibiéndolas de él?

Prosigue Dilthey:

> El recuerdo del pasado sustituye la experiencia inmediata. **Cuando deseamos observar el tiempo, la misma observación lo destruye al fijar la atención,** parando el flujo y deteniendo lo que estaba en el proceso de llegar a ser.

Medio siglo más tarde Bohr y Heisenberg propusieron la teoría quanta, basados en el mismo fenómeno observado por Dilthey. Leamos a Mara Beller en **Quantum Dialogue** (University of Chicago Press. 1999):

> La física tiene un nuevo concepto de los fenómenos individuales, pues cuando trata de analizarlos, tales fenómenos desaparecen, y sólo reaparecen bajo condiciones que imposibilitan la percepción de su curso.

Amit Goswani, en el Capítulo 4: **La filosofía del Idealismo monístico**, de su libro **El universo cons-**

ciente, explica la mecánica quántica basado en la filosofía de la **Idea** de Platón:

> Cuando miramos, la onda se colapsa [desaparece] instantáneamente, por lo que dicha onda no puede existir en el tiempo-espacio. Es preferible aceptar la asumpción metafísica de la **Idea: no existe ningún objeto en el tiempo-espacio sin un sujeto consciente que lo mire**. Por lo tanto, las ondas quánticas son como los arquetipos platónicos situados en los dominios trascendentes de la conciencia, y las partículas –que se manifiestan durante nuestra observación– son las sombras mentales en la pared de la cueva [de Platón].

En la entrevista que **Discover** (Julio, 2008) hizo a Max Tegmark, éste habló sobre la teoría de los universos paralelos o multiuniversos que coincide con el concepto del infinito, citando a Everet, de la Universidad de Princeton:

> Cada vez que algo es medido, el universo se divide en versiones paralelas de sí mismo. Si las partículas quánticas pueden existir en dos sitios al mismo tiempo, también los observadores. En consecuencia la onda se colapsa en nuestro universo cuando se colapsa en un universo paralelo, ante la mirada de otros observadores.

Ortega y Gasset, en su libro **La caza**, sigue a Dilthey:

La vida que nos es dada tiene sus minutos contados y, además, nos es dada vacía. Queramos o no, tenemos que llenarla por nuestra cuenta: esto es, tenemos que ocuparla –de este o del otro modo. Por ello la sustancia de cada vida reside en sus ocupaciones [experiencias temporales, según Dilthey].
(...)
Pero –¡ahí está!– **la vida es breve y urgente; consiste sobre todo en prisa, y no hay más remedio que escoger un programa de existencia, con exclusión de los restantes**.

También lo sigue en **La idea de la generación**, de su libro **En torno a Galileo**:

La **historia es convertir virtualmente en presente lo que ya pasó**. Por eso –y no sólo metafóricamente– la historia es revivir el pasado. Y como **vivir no es sino actualidad y presente**, tenemos que transmigrar de los nuestros a los pretéritos, mirándolos no desde fuera, no como sidos, sino como siendo.

No existe gran poeta que no se haya preocupado de la existencia fugaz. Leamos a Boscán (1495-1542), [MS 617], editado por Labrador Herraiz y DiFranco:

El tiempo en toda cosa puede tanto
que aun la fama, por el, inmortal muere.

No ay fuerça tal quel tiempo si la hiere
no le ponga sennal de algun quebranto.

Tiene fin el plazer, feneçe el llanto;
si esto es ansi, ¿por que mi dolor quiere
que mientras mas en mi se envegeçiere
este mas firme en un tenor su canto?

Quien consolar quisiese algun amigo
despues de auelle dicho otras razones,
que esperase en el tiempo le diria.

Perdiose este consuelo ya conmigo,
porque antes con el tiempo mis pasiones
se van acreçentando cada dia.

Gutierre de Cetina (1520-54). [MN 3902], o Francisco de Figueroa (1536-1617) [Cartapacio de Morán de la Estrella], editado por Labrador Herraiz y DiFranco:

Oras alegres que pasais bolando
porque a bueltas del bien mayor mal sienta;
sabrosa noche que en tan dulze afrenta
el triste despedir me bas mostrando.

Ymportuno rrelox que apresurando
tu curso, mi dolor me rrepresenta;
estrellas con quien nunca tube cuenta,
que mi partida bais azelerando.

Gallo que mi pesar as denunziado,
luzero que mi luz ba escureziendo,
y tu, mal sosegada y moza aurora,

si en vos cabe dolor de mi cuidado,
yd poco a poco el paso deteniendo,
si no puede ser mas, siquiera un hora.

Jorge de Montemayor (1520-61). Dos ejemplos tomados de **El Cancionero**:

Del tiempo se haria larga historia,
considerando bien su movimiento;
el tiempo da tristeza y da contento,
abre la puerta y cierra a cualquier gloria.

[El tiempo menoscaba la memoria]
amor y desamor, gloria e tormento;
el tiempo abaxa y alça el pensamiento,
y al que es vencido ayer, da hoy vitoria.

Si el tiempo enoja hoy, mañana aplaze,
sigue su via incierta y presurosa,
e lo que hizo ayer, hoy es deshecho.

En toda parte el tiempo haze y deshaze,
y nunca veo que en mi deshizo cosa:
mas, ¿como deshara donde no ha hecho?

* * *

¡Oh vagaroso tiempo y descuidado
tenido falsamente por ligero!
Si ves mi grave mal y el bien que espero
¿por que no pasas presto, di, malvado?

Al tiempo que me viste en un estado,
que en acordarme del viviendo muero,
pasaste muy de presto, pues primero
que yo entendiese el bien, le vi pasado.

Si no te duele verme tan perdido,
ni verme padecer un mal extranno,
jamas de alguno visto ni entendido,

moverte debe, ¡oh tiempo!, el grave danno
de un triste coraçon de amor vencido,
que solamente spera un desenganno.

Juan de Mal Lara (1527-71), soneto inconcluso tomado de **Fernando de Herrera. Anotaciones a la poesía de Garcilaso** (Edición de Inoria Pepe y José María Reyes. Cátedra. Madrid, 2001):

Volviendo por las horas que he perdido
hallo cuan poco en todas e ganado,
pues me impidieron todo mi cuidado
en lo que fuera bien tener olvido.

En vano amor, en tiempo mal perdido
anduve tanto espacio descuidado

que tengo por gran mal haber gastado
las partes del ingenio mas florido.

Flores de baria poesía (MN 2973. Méjico 1577, UNAM, 1980), incluye un soneto de un tal Navarro que es un plagio de **O templo acaba** ... de Camoens (1524-80):

Con tiempo pasa el anno, mes y hora;
con tiempo pasa el mando y la riqueza,
con tiempo, fama y honra y fortaleza;
con tiempo la belleza se desdora.

Con tiempo, el que es alegre, gime y llora;
con tiempo pierde el arbol la corteza;
con tiempo quita el bien Naturaleza;
con tiempo, el que es seruido a otro honora.

Con tiempo no da luz la blanca luna;
con tiempo es duro yelo el agua clara;
con tiempo, el cielo de color se esmalta.

Con tiempo, en mar tranquilo hay gran fortuna;
con tiempo dexa el sol su curso y para,
y en si mismo, el Amor con tiempo falta.

También incluye otro soneto de Acebedo:

La vida se nos passa, el tiempo buela,
las Parcas uan obrando por su estilo,

Atropos muy aprieça corta el hilo,
la Muerte haze mangas desta tela.

Va la cargada naue con su vela,
batida de las ondas del gran Nilo;
el aire vital sopla, arde el pauilo,
consumese el humor, muere la vela.

Passando del peligro a la tormenta,
de la fortuna al mal y al acçidente,
pierde mas, si es perder tan triste uida.

¡Y desta uida tal hazemos quenta,
y oluidamos la que es eternalmente
de gozo incomparable sin medida!

Edward de Vere (Shake-Speare), (1550-1604), en su soneto CXXIII:

¡No, tiempo, no te jactarás de que yo cambie!
Tus pirámides, con vigor reconstruidas
no son para mí nada nuevo, nada singular;
solamente vestiduras de algo contemplado.

Breve es nuestra vida, y admiramos
aquello que como antiguo nos impones,
hecho más a la medida de nuestro deseo
que como cosas de las que se han hablado.

A ti y tus crónicas desafío;
no me asombran pasado ni presente,
pues mienten tus anales y lo evidente,

por tu prisa continúan errados.
Siempre lo mismo y afirmo lo siguiente:
pese a ti y a tu hoz, seré paciente.

Pedro de Padilla (1554-1600). Soneto XXI de **Jardín espiritual** (1585), [José J. Labrador y Ralph A. DiFranco, FAH, 2011]:

Quando del tiempo el curso arrebatado
contemplo y llego a ver mi rostro y pelo,
mortal aquel y estotro al blanco yelo
y a la candida lana comparado,

pido, lleno de espanto, al descuydado
coraçon mio, que el ratero buelo,
ensennado a seguir bienes del suelo,
remonte al bien que nunca muda estado.

Digole: «Atiende, que a tu danno aspira
la muerte que se acerca pressurosa,
y que huye el plazer qual niebla al viento.

Vanos desseos dexa, y pon la mira
del cuydado en la empresa venturosa
que assegura eternal contentamiento».

En la carta que Einstein envió a la viuda de su amigo Besso en marzo de 1955 le expresó un concepto parecido al de De Vere:

> Los que creemos en la física, sabemos que la distinción entre el pasado, el presente y el futuro es una ilusión contumaz.

Escuchemos una de las **Ofélidas** del cubano Manuel Pichardo (**Arpas cubanas**. La Habana, 1904):

> ¿Para mañana? ¡No! Dame el presente.
> Se va la juventud rápidamente
> y, no el tiempo, la vida es la que vuela.
> Como el anciano que el sepulcro siente,
> ya el goce de esperar no me consuela.

Jorge Luis Borges (1899-1986). Su poema **El reloj de arena**, de **El hacedor** (1960):

> Está bien que se mida con la dura
> sombra que una columna en el estío
> arroja o con el agua de aquel río
> en que Heráclito vio nuestra locura.
>
> El tiempo, ya que al tiempo y al destino
> se parecen los dos: la imponderable
> sombra diurna y el curso irrevocable
> del agua que prosigue su camino.
>
> Está bien, pero el tiempo en los desiertos
> otra substancia halló, suave y pesada,

que parece haber sido imaginada
para medir el tiempo de los muertos.

Surge así el alegórico instrumento
de los grabados de los diccionarios,
la pieza que los grises anticuarios
relegarán al mundo ceniciento

del alfil desparejo, de la espada
inerme, del borroso telescopio,
del sándalo mordido por el opio,
del polvo, del azar y de la nada.

¿Quién no se ha demorado ante el severo
y tétrico instrumento que acompaña
en la diestra del dios a la guadaña
y cuyas líneas repitió Durero?

Por el ápice abierto el cono inverso
deja caer la cautelosa arena,
oro gradual que se desprende y llena
el cóncavo cristal de su universo.

Hay un agrado en observar la arcana
arena que resbala y que declina
y, a punto de caer, se arremolina
con una prisa que es del todo humana.

La arena de los ciclos es la misma
e infinita es la historia de la arena;

así, bajo tus dichas o tu pena,
la invulnerable eternidad se abisma.

No se detiene nunca la caída.
Yo me desangro, no el cristal. **El rito
de decantar la arena es infinito
y con la arena se nos va la vida**.

En los minutos de la arena creo
sentir el tiempo cósmico: la historia
que encierra en sus espejos la memoria
o que ha disuelto el mágico Leteo.

El pilar de humo y el pilar de fuego,
Cartago y Roma y su apretada guerra,
Simón Mago, los siete pies de tierra
que el rey sajón ofrece al rey noruego,

todo lo arrastra y pierde este incansable
hilo sutil de arena numerosa.
No he de salvarme yo, fortuita cosa
de tiempo, que es materia deleznable.

Manuel Garrido Chamorro (1923-68), español. (**Azor en vuelo**. Tomo II, 1980), condensa su existencia en su poema:

Soy el hombre que pasa por su senda perdido,
como pasa la sombra, como pasa el olvido.
Soy el hombre que pasa.

Mi pasado se queda por mis huellas borrado.
Mi pasado se ha muerto. Ya no tengo pasado.
Soy el hombre que pasa.

Yo soy ese que soy, en mi propio momento...
Lo demás, es el eco que dejó mi lamento.
Soy el hombre que pasa.

No perduran mis huellas en el triste camino
y no tengo futuro... Lo que tengo es mi sino.
Soy el hombre que pasa.

José Manuel Solá, puertorriqueño. Su poema **Tanto angel en silencio que me mira...** de su libro **Las últimas hojas de octubre** (Uruguay, 2012):

Me dirán esta noche que estoy solo,
que la sombra ha rodado de mis hombros,
que siempre estoy ausente de mí mismo
desde que tú te fuiste.
Y acaso sea cierto...
es tanta la tristeza que cargo en estas manos,
tanto ángel en silencio que me mira,
¡tanta palabra inútil!...,
son tantos los recuerdos,
son tantas las canciones olvidadas,
los poemas sin nombre,
que no puedo
volar con estas alas de derrota,
con el dolor de mi melancolía...
¡Es tanto ayer perdido!,

que dirán lo que quieran
los que te conocieron.
Es posible... es posible...
O es la vida que pasa,
o es la vida.

Lorenzo Suárez Crespo, cubano. Su soneto **La vida que pasa**:

Cuando miro las grietas de mi casa
y lágrimas de otoño entre las hojas,
reflexiono entre tantas paradojas
en qué eterno ritual la vida pasa.

Cada día del pan moldear la masa,
sortear en el azar dichas, congojas,
ver el fuego voraz de lenguas rojas
disiparse en silencio entre la brasa.

En vez de intenso verde ver la nieve
y en aspas el molino en que se mueve
cada instante fugaz que no regresa,

es acaso el tañer de un campanario
que al golpear con su bronce el calendario
no ha pasado de ser vana promesa.

Fredo Arias de la Canal
Ciudad de México.
Otoño 2012

Glosa sobre las coplas
de
don Iorge Manrique
por
Iorge Montemayor

a   Recuerde el alma dormida
avive el seso y despierte
contemplando

b   Como se pasa la vida,
como se viene la muerte
tan callando.

c   Quan presto se va el plazer,
como despues de acordado
da dolor,

d   como a nuestro parescer
qualquiera tiempo passado
fue meior.

Iorge Manrique

GLOSA

Despierte el alma que osa
estar contino dormiendo
y luego ira conosciendo
que no puede esperar cosa,
que no se pase en veniendo.
No fie tanto en su vida,
mire que dize la muerte
voceando:
a   «Recuerde el alma dormida
avive el seso y despierte
contemplando».

Contemple el entendimiento
lo que ha sido y podra ser,
lo que es como ha de ser,
y entendera el fundamento
de su ganar o perder.
Imagine su caida,
tema aquel iuicio fuerte,
no olvidando
b   «como se pasa la vida,
como se viene la muerte
tan callando».

Mira, pecador, por ti,
hazte a ti obra de amigo,
entra ya en cuenta contigo:
que quien se olvida de si,
de su alma es enemigo.
Y si esto quieres hazer,
has de mirar con cuidado
y aun temor
c   «quan presto se va el plazer,
como despues de acordado
da dolor».

Porque si ves el pasar,
ternas en poco el venir,
y aborresceras subir,
si en llegando a aquel lugar
te has por fuerça de partir.
Pues si no hay cosa en un ser,

    ni bien que no haya dexado
    mas dolor,
d «¿como a nuestro parescer
    qualquiera tiempo passado
    fue meior?».

a   Pues que vemos lo presente
como en un punto se es ido
y acabado,

b   si iuzgamos sabiamente,
daremos lo no venido
por passado.

c   No se enganne nadie no
pensando que ha de durar
lo que espera

d   mas que duro lo que vio,
porque todo ha de pasar
por tal manera.

Iorge Manrique

Glosa

Oh quanto el Christiano gana
de estar al mundo defuncto,
pues al morir esta iunto,
y aun no viene la mannana
quando la noche esta a punto.
Y aquel solo insipiente
que en este mundo ha tenido
su cuidado,
a   «pues que vemos lo presente
como en un punto se es ido
y acabado».

Este bien que pretendemos
en esta humana conquista,
¿quien hay que no le resista,
si aun los oios no volvemos
cuando se pierde de vista?
Pues bien no vimos presente
que no este ya consumido
y olvidado,
b   «si iuzgamos sabiamente,
daremos lo no venido
por passado».

A quantos por su simpleza
la perpetua pena alcança,
que sin temer la mudança
solamente en la riqueza
han tenido su esperança.
Y en llegando se paso,
y pues asi ha de pasar
por qualquiera,
c   «no se enganne nadie no
pensando que ha de durar
lo que espera».

Pues ¿quien habra que no huya
de vicio tan manifiesto?
¿O quien, quando mira en esto,
puede llamar cosa suya
lo que ha de dexar tan presto?
Tenga quanto deseo,

       que en fin no le ha de durar,
       aunque quiera,
d   «mas que duro lo que vio,
       porque todo ha de pasar
       por tal manera».

a   Nuestras vidas son los rios
que van a dar en la mar
que es el morir:

b   alli van los sennorios
derechos a se acabar
y consumir.

c   Alli los rios caudales,
alli los otros medianos
y mas chicos,

d   en llegando son iguales
los que viven por sus manos
y los ricos.

Iorge Manrique

GLOSA

Vemos que se va la vida,
el fin de ella no sabemos,
y que asi nos descuidemos
viendo que sera perdida
quando menos lo pensemos.
Oh coraçones muy frios,
si os pudiese aprovechar
con dezir:
a   «nuestras vidas son los rios
que van a dar en la mar
que es el morir».

Ni os aprovecha saber
que ha de haber fin el camino
por do caminais contino,
ni que tomo vuestro ser
por vos el Verbo divino.
Pues, sus, hermanos, dormios:
que aunque querais descuidar,
y dormir,
b   «alli van los sennorios
derechos a se acabar
y consumir».

Al que fuere aca mayor
el menor le ha de igualar,
y muy cierto puede estar
que ha de ser alla menor
si aca lo ha sido en obrar.
Alli iran los principales,
alli los pobres humanos,
y los ricos,
c   «alli los rios caudales,
alli los otros medianos
y mas chicos».

No habria otro morir
para los que son mayores
para reyes y sennores,
porque pudiesen dezir
que son mas que los menores.
No, que todos los mortales

grandes, pequennos, medianos
y mas chicos,
d «en llegando son iguales
los que viven por sus manos
y los ricos».

INVOCACION

a   Dexo las invocaciones
de los famosos poetas
y oradores,

b   no curo de sus ficiones
porque traen yerbas secretas
sus sabores.

c   A aquel solo me encomiendo
a aquel solo invoco yo
de verdad

d   que en este mundo viviendo
el mundo no conoscio
su deidad.

Iorge Manrique

GLOSA

Los poetas que trataron
con dioses de falsedad,
fue tanta su ceguedad,
que a la mentira invocaron
huyendo de la verdad.
Y pues sus proposiciones
fueron las mas imperfectas
y peores,
a   «dexo las invocaciones
de los famosos poetas
y oradores».

¿Habra mayor desventura,
o habra ignorancia mayor,
que hombres de tanto primor
invocando la hechura
olviden al hazedor?
Pues aunque a muchos varones
muestren sentencias discretas
sus primores,
b «no curo de sus ficiones
porque traen yerbas secretas
sus sabores».

A aquella summa sapiencia,
a aquel Dios de gracia fuente,
a aquel que es tan excelente
que su muy gran excelencia
solo el la sabe y la siente;
a aquel que de mi nasciendo
tan grande exemplo me dio
de humildad,
c «a aquel solo me encomiendo
a aquel solo invoco yo
de verdad».

Este es quien se ha de invocar,
de este solo ha de venir
la gracia para dezir:
porque a quien no puede dar,
en vano sera pedir.
De aquel la gracia pretendo,

pues que tan alta subio
su bondad,
d «que en este mundo viviendo
el mundo no conoscio
su deidad».

a   Este mundo es el camino
para el otro que es morada
sin pesar:

b   mas cumple tener buen tino
para andar esta iornada
sin errar.

c   Partimos cuando nascemos,
andamos mientras vivimos,
y llegamos

d   al tiempo que fenescemos:
asi que quando morimos,
descansamos.

Iorge Manrique

Glosa

Aunque este mundo peresce
todos por el caminamos:
y el camino que llevamos,
oh quan claro se paresce,
al punto que lo acabamos.
Que para el que fue contino
por la carrera apartada
de pecar,
a   «este mundo es el camino
para el otro que es morada
sin pesar».

Alli las animas ven
al Sennor en su aposento,
alli esta el summo contento,
alli veran mayor bien,
que cabe en su entendimiento.
Alli puede el hombre digno
siendo su vida acabada
descansar:
b «mas cumple tener buen tino
para andar esta iornada
sin errar».

Muy bien entiende el Christiano
el fin de aquesta iornada,
pero no se le da nada,
como si fuese en su mano
no ser tan presto acabada.
Mas como andalla debemos
y es fuerça los que nascimos
que partamos,
c «partimos cuando nascemos,
andamos mientras vivimos,
y llegamos».

Llega aquel que estuvo fuerte
en Dios a gustar la gloria,
y, como tuvo memoria
de su fe, con esta muerte
gana del mundo vitoria.
Esta es la gloria que vemos

      los que a Dios siempre servimos
      y adoramos
d   «al tiempo que fenescemos:
      asi que quando morimos,
      descansamos».

a   Este mundo bueno fue,
si bien usasemos de el
como debemos:

b   porque, segun nuestra fe,
es para ganar aquel
que atendemos,

c   y aun aquel hiio de Dios
para subirnos al cielo
descendio

d   a nascer aca entre nos,
y a vivir en este suelo
do murio.

Iorge Manrique

Glosa

Quien al mundo echa culpa
de lo mucho que ha pecado,
este tal vive engannado,
porque el mundo en su disculpa
dize que el lo ha procurado.
Y pues Christo dio la fe
en este siglo, y en el
lo creemos,

a   «este mundo bueno fue,
si bien usasemos de el
como debemos».

Que en el mundo a do vivimos
Dios su ley nos quiso dar,
y para poder gozar
creyendo lo que no vimos
merescemos alcançar.
Asi que el mundo no fue
malo, si al Sennor en el
no ofendemos.
b «Porque, segun nuestra fe,
es para ganar aquel
que atendemos».

Que si el mundo malo fuera
nuestro Dios no lo criara,
y si malo lo hallara
ni en el de muger nasciera
ni con hombres conversara.
Mas el Padre vino a nos,
y su Espiritu en el suelo
se esparcio,
c «y aun aquel hiio de Dios
para subirnos al cielo
descendio».

Baxo la divinidad
sin baxarse su poder
y hizo para nascer
vestido de humanidad
una muy alta muger.
Y en esta, que fizo Dios,

sagrada puerta del cielo
descendio,
d «a nascer aca entre nos,
y a vivir en este suelo
do murio».

a   Dezidme: la fermosura,
la gentil frescura y tez
de la cara,

b   el color y la blancura,
quando viene la vegez,
qual se para.

c   Las mannas y ligereza
y la fuerça corporal
de iuventud

d   todo se torna graveza,
quando llega al arrabal
de senectud.

Iorge Manrique

Glosa

Tiempo, ya que vos sabeis
lo que pasa y lo pasado,
si me vierdes descuidado
pidoos me desenganneis
porque no viva engannado.
Si os preguntare ¿que dura
menos, pues en la ninnez
aun no para?

a   «Dezidme: la fermosura,
la gentil frescura y tez
de la cara».

  Y si a ello os replicare,
  dezidme: mira, Christiano,
  que tu alma esta en tu mano,
  y aquel que en si se fiare,
  no va por camino llano.
  Y que alguno su locura
  conosciera alguna vez
  si mirara
b «el color y la blancura,
  quando viene la veiez
  qual se para».

  Pues conosce, pecador,
  que estas muerto, y resucita;
  mira lo que el tiempo quita,
  y que aun no nasce la flor
  quando el tiempo la marchita.
  Mira que es grande simpleza
  tener por don principal
  y virtud
c «las mannas y ligereza
  y la fuerça corporal
  de iuventud».

  Porque toda fermosura
  fuerça, ligereza, o manna
  a la fin nos desenganna,
  y vemos nuestra locura
  en lo que despues nos danna.
  Que cualquier fuerza, o destreza,

cualquiera manna especial
de virtud,
d   «todo se torna graveza,
quando llega al arrabal
de senectud».

a   Si fuesse en nuestro poder
volver la cara fermosa
corporal,

b   como podemos hazer
el anima gloriosa
angelical,

c   que diligencia tan viva
truxeramos cada hora,
y quan presta,

d   en componer la cativa,
y dexar a la sennora
descompuesta.

Iorge Manrique

Glosa

No hay quien siga la opinion
del alma, y es vanidad,
ver como en cualquiera edad
obedesce la razon,
y manda sensualidad.
Lo qual se pudiera ver
meior, aunque es una cosa
general,
a   «si fuesse en nuestro poder
volver la cara fermosa
corporal».

Si en poder de alguno fuese,
que gran donaire seria,
ver como se olvidaria
de morir, y si muriese,
quan burlado quedaria.
Oh, que nadie quiere ver
que Dios ensenna por cosa
principal
b   «como podemos hazer
el anima gloriosa
angelical».

Si Dios un arte ensennara
de cobrar buen parescer,
cierto no hubiera muger
ni aun hombre que no trocara
por este qualquier plazer.
Y sin mirar lo de arriba
por ver la cara a deshora
bien compuesta,
c   «que diligencia tan viva
truxeramos cada hora,
y quan presta».

Muger, ¿ternas por sesudo
al que esta en la guerra, di,
si combatiendose alli,
por regalar el escudo,
los golpes recibe en si?
Pues deste arte se derriba

               la que de si se enamora
               y es muy presta
    d   «en componer la cativa,
               y dexar a la sennora
               descompuesta.»

a   Ved de quan poco valor
son las cosas tras que andamos
y corremos,

b   que en este mundo traidor
aun primero que muramos
las perdemos.

c   De ellas deshace la edad,
de ellas casos desastrados
que acaescen,

d   de ellas por su calidad
en los mas altos estados
desfallescen.

Iorge Manrique

Glosa

No hay humana fermosura,
sea en fin quanta quisiere,
que hasta el fin persevere,
pues cosa ninguna dura
mas de lo que el tiempo quiere.
Marchitase la color,
en la tierra que pisamos
nos volvemos;
a   «ved de quan poco valor
son las cosas tras que andamos
y corremos».

Pues las riquezas y bienes,
hombre, ¿por que curas de ellos?
Que estando vivo y entre ellos
quando piensas que lo tienes
ya no tienes parte en ellos.
Pues ¿por que, di, pecador,
en riquezas nos fiamos,
si sabemos
b «que en este mundo traidor
aun primero que muramos
las perdemos».

Mira bien que te conviene,
hombre, no estar confiado
en ser rico ni esforçado,
pues donde no piensas viene
quien te quita de tu estado.
Y aunque en gran perpetuidad
las cosas en sus estados
te parescen,
c «de ellas deshace la edad,
de ellas casos desastrados
que acaescen».

De ellas deshaze la muerte,
de ellas toma un enemigo,
de ellas usurpa el amigo,
de ellas derriba el mas fuerte,
de ellas quita un mal testigo.
De ellas por gran floxedad,

    de ellas por fechos osados
    que se ofrescen,
d «de ellas por su calidad
    en los mas altos estados
    desfallescen».

a   Pues la sangre de los godos,
      el linage y la nobleza
      tan subida,

b   por quantas vias y modos
      se sume su gran alteza
      en esta vida.

c   Unos por poco valer,
      por tan baxos y abatidos
      qual los tienen:

d   otros por mas no poder
      en ofiçios no debidos
      se mantienen.

Iorge Manrique

Glosa

¿Do esta Scipion el valiente?
¿Que es de Hanibal Africano?
¿Donde esta Alexandro Magno?
¿Que es de Camilo el Prudente,
o Iulio Cesar Romano?
Ya que pregunte por todos
aquellos cuya grandeza
esta caida,
a   «pues la sangre de los godos,
      el linage y la nobleza
      tan subida».

¿No me diran lo que ha sido
de este linage excelente?
Oh, que muy claro se siente
que asi esta ya consumido,
como sera lo presente.
Pues consideremos todos
esta sangre, esta nobleza
tan subida,
b «por quantas vias y modos
se sume su gran alteza
en esta vida».

Nadie piense ser tenido,
sino en cuanto tuviere,
que si a no tener viniere,
aunque en sangre sea subido,
baxara quanto subiere.
Que a mil vimos por tener
ser unos en los nascidos,
y a ser vienen
c «unos por poco valer,
por tan baxos y abatidos
qual los tienen».

De hoy mas ninguno se nombre
del alta sangre do viene
si en pobreza se mantiene:
pues no esta el valor del hombre
sino en solo lo que tiene.
Ya todo se va a perder,

    pues unos vemos subidos
    porque tienen,
d «otros por mas no poder
    en ofiçios no debidos
    se mantienen».

a   Los estados y riqueza
que nos dexen a deshora
¿quien lo duda?

b   No les pidamos firmeza,
porque son de una sennora
que se muda.

c   Que bienes son de Fortuna
que revuelve con su rueda
presurosa,

d   la qual no puede ser una
ni estar estable ni queda
en una cosa.

Iorge Manrique

GLOSA

¿Quien hay que en el mundo pone
por el ni por su consuelo,
si siendo pobre en el suelo,
sabe el derecho que tiene
a la riqueza del cielo?
Que si a muchos de su alteza
la fortuna en una hora
los desnuda,

a   «los estados y riqueza
que nos dexen a deshora
¿quien lo duda?»

Los que tienen confiança
en riqueza o vanidad,
miren que es gran ceguedad
haber puesto su esperança
a do no hay seguridad.
Amen la sancta pobreza,
y aunque los bienes de ahora
sean ayuda,
b «no les pidamos firmeza,
porque son de una sennora
que se muda».

Hombre, ¿ternias por bueno
a aquel que tan loco fuese,
y que tanto se estendiese
que en este mundo lo ageno
por cosa suya tuviese?
Pues asi no hay cosa alguna
que nuestra llamar se pueda,
aunque preciosa,
c «que bienes son de Fortuna
que revuelve con su rueda
presurosa».

Si da fortuna un contento,
presto nos lo tomara;
si muchas riquezas da,
y a vueltas contentamiento,
llevalo quando se va.
Pues no adore alma ninguna

        aunque mas mal le suceda
        a una diosa,
d   «la qual no puede ser una
        ni estar estable ni queda
        en una cosa».

a   Pero digo que acompannen
y lleguen hasta la fuesa
con su duenno,

b   por eso no nos engannen
pues se va la vida apriesa
como suenno.

c   Que los deleites de aca
son, en que nos deleitamos,
temporales,

d   y los tormentos de alla,
que por ellos esperamos,
eternales.

Iorge Manrique

Glosa

Pecador, ¿por que te fias
en bienes, riqueza, estado,
si antes de ser sepultado
de los bienes que tenias
te has de ver desengannado?
No digo que os desengannen
hasta la mortal empresa
y triste suenno,
a   «pero digo que acompannen
y lleguen hasta la fuesa
con su duenno».

¿Que piensas que ganaras
en morir rico y puiante,
si fueres tan ignorante,
que lo deias todo atras
sin enviar cosa delante?
Aunque los ricos se ensannen,
el grande con muerte cesa
y el pequenno,
b   «por eso no nos engannen
pues se va la vida apriesa
como suenno».

Si de esta mundana guerra
quieres divino interes,
comiença, Christiano, pues,
trata al cuerpo como a tierra,
y al alma como quien es.
Pon tu pensamiento alla
adonde ser esperamos
inmortales,
c   «que los deleites de aca
son, en que nos deleitamos,
temporales».

No queramos de ti mas,
mundo, sino conoscerte,
pues en ti no hay buena suerte
y ningun deleite das
que en fin no acabe con muerte.
Ya nadie te seguira,

             que si en ti bienes gozamos,
             son mortales,
d   «y los tormentos de alla,
             que por ellos esperamos,
             eternales».

a   Los plazeres y dulçores
    de esta vida trabaiada
    que tenemos,

b   ¿que son sino corredores,
    y la muerte, la celada
    en que caemos?

c   No mirando nuestro danno
    corremos a rienda suelta
    sin parar,

d   de que vemos el enganno
    y queremos dar la vuelta,
    no hay lugar.

Iorge Manrique

Glosa

¿Por que, hombre, mas despacio
no vas tras el desear,
si despues de ver estar
a Iob rico en su palacio,
lo viste en un muladar?
Ved que han fin en los sennores,
y en los que no tienen nada,
segun vemos,
a   «los plazeres y dulçores
    de esta vida trabaiada
    que tenemos».

Teme infierno y purgatorio,
y mirate, hombre mortal:
porque quien lo entiende mal,
tiene a Dios por acesorio,
y al mundo por principal.
Que las mercedes, favores,
la privança deseada
en que nos vemos,
b   «¿que son sino corredores,
y la muerte, la celada
en que caemos?»

Vemos que nadie se da
por lo que darse debia;
cada qual en si se fia
y a rienda suelta se va
por do su opinion le guia.
Y aunque nos de el desenganno
el mundo con su revuelta
de pesar,
c   «no mirando nuestro danno
corremos a rienda suelta
sin parar».

Va el hombre por mal camino,
dale vozes el Sennor,
y no vuelve el pecador,
ni quiere entender que vino
solo a ser su Redemptor.
Y asi vamos de anno en anno

     dando al appetito suelta,
     y al parar,
d   «de que vemos el enganno
     y queremos dar la vuelta,
     no hay lugar».

a   Esos reyes poderosos
que vemos por escripturas
ya pasadas,

b   por casos tristes llorosos
fueron sus buenas venturas
trastonadas.

c   Asi que no hay cosa fuerte
a Papas ni Emperadores
ni a prelados,

d   que asi los trata la muerte
como a los pobres pastores
de ganados.

Iorge Manrique

Glosa

Muere el rey, muere el pastor,
cae el pastor, cae el rey,
muere el rey, dexa su grey,
el rico, el pobre, el sennor,
todos cumplen esta ley.
Testigos no sospechosos
seran de estas desventuras
olvidadas,
a   «esos reyes poderosos
que vemos por escripturas
ya pasadas».

Porque algunos destos fueron
muy mas altos que pensaron,
y otros muchos se abaxaron,
y alli donde unos cayeron,
los otros se levantaron.
Y los que mas venturosos
se muestran en sus figuras
sennaladas,
b   «por casos tristes llorosos
fueron sus buenas venturas
trastonadas».

Que muerte, con gran presteza,
sin ponelle alguno tasa,
hiere y mata por do pasa,
al rey en su fortaleza
y al pobre en su pobre casa.
Porque de una misma suerte
los grandes y los menores
son tratados,
c   «asi que no hay cosa fuerte
a Papas ni Emperadores
ni a prelados».

A un Papa vereis pensar
que nunca se ha de morir;
vereis a un rey adquirir,
vereis a un sennor robar,
y al pobre siempre servir.
Y como ninguno acierte

no miran los pecadores
de olvidados,
d   «que asi los trata la muerte
como a los pobres pastores
de ganados».

a   Dexemos a los Troyanos
que sus males no los vimos,
ni sus glorias;

b   dexemos a los Romanos,
aunque oimos y leimos
sus estorias;

c   no curemos de saber
lo de aquel siglo pasado
que fue dello;

d   vengamos a lo de ayer
que tanbien es olvidado
como aquello.

Iorge Manrique

Glosa

Si salvarnos pretendemos
miremos bien lo que ha sido:
aunque esta muy conoscido
quanto basta lo que vemos
sin que lo habemos leido.
Pues tenemos en las manos
lo que en nuestro tiempo oimos
sin estorias.
a   «Dexemos a los Troyanos
que sus males no los vimos,
ni sus glorias».

Porque en nosotros veremos
todo lo que deseamos:
y si nos consideramos,
en nosotros hallaremos
lo que en los otros buscamos.
Sigamos a los Christianos
los que en nuestro Dios pusimos
las memorias,
b «dexemos a los Romanos,
aunque oimos y leimos
sus estorias».

Dexemos los que tomaban
camino tan desigual,
que de entendello muy mal
sus propias almas mataban
por dexar fama inmortal.
Sigamos el parescer
de Christo crucificado
sin torcello.
c «No curemos de saber
lo de aquel siglo pasado
que fue dello».

Dexemos a los Scipiones,
Hanibal y al gran Pompeo,
porque paresce rodeo
las estorias y ficiones
a do va nuestro deseo.
Muy poco nos va en saber

46

    lo que ha tanto que es pasado
    que fue de ello,
d «vengamos a lo de ayer
    que tanbien es olvidado
    como aquello».

a   ¿Que se fizo el rey don Iuan?
Los infantes de Aragon
¿Que se fizieron?

b   ¿que fue de tanto galan?
¿que fue de tanta invencion
como truxeron?

c   Las iustas y los torneos,
paramentos, bordaduras
y cimeras,

d   ¿que fueron si devaneos?
¿Que fueron sino verduras
de las eras?

Iorge Manrique

GLOSA

Cada uno quiere ser mas,
no hay quien de muerte se espante
hasta que ven su semblante,
y por no verlo detras
ignoran lo de adelante.
Mas, pregunto a los que estan
do los llevo la ambicion
que tuvieron,
a   «¿que se fizo el rey don Iuan?
Los infantes de Aragon
¿Que se fizieron?»

Mas nadie lo ve ni siente
para podello dezir,
porque los vereis vivir
tan ciegos en lo presente,
que no ven lo porvenir.
Y aunque querais, no os diran,
porque no ven lo que son
ni lo vieron,
b «¿que fue de tanto galan?
¿que fue de tanta invencion
como truxeron?»

Sin hinchazon, sin un vos,
a galan nunca le vi,
y su presumpcion alli,
muy olvidado de Dios
y enamorado de si.
Y como van sus deseos
tras mil burlas y locuras
son sus veras
c «las iustas y los torneos,
paramentos, bordaduras
y cimeras».

Hallareis sus fundamentos
muy mas altos que su ser,
un no saberse entender,
un seguir sus pensamientos,
un ganar para perder.
Oh galanes, conoceos.

Que las cosas mas seguras
o ligeras,
d «¿que fueron si devaneos?
¿Que fueron sino verduras
de las eras?»

a   ¿Que se fizieron las damas,
sus tocados, sus vestidos,
sus olores?

b   ¿Que se fizieron las llamas
de los fuegos encendidos
de amadores?

c   ¿Que se fizo aquel trobar,
las musicas acordadas
que tannian?

d   ¿que se fizo aquel danzar,
aquellas ropas chapadas
que traian?

Iorge Manrique

GLOSA

Las damas andan metidas
en el mundo y engannadas:
porque las damas pasadas
pretendieron ser servidas,
mas estas ser adoradas.
No imaginan en sus camas
ni en sus tiempos recogidos
y meiores,

a   «¿que se fizieron las damas,
sus tocados, sus vestidos,
sus olores?»

Las de ahora por mostrarse
caminan por otra via,
retratanse cada dia,
porque dan con retratarse
materia de idolatria.
Quieren que vuelen sus famas,
no ven sus ciegos sentidos
robadores,
b «¿que se fizieron las llamas
de los fuegos encendidos
de amadores?»

No ven que mas estremado
palacio y de mas primores
del sennor de los sennores,
donde es Dios el enamorado,
y las almas sus amores,
de alli pudieran mirar,
estando con Dios ligadas,
pues podian,
c «¿que se fizo aquel trobar,
las musicas acordadas
que tannian?»

Vieran a su Redemptor
do esta clara la verdad,
y vieran en su bondad
que aquel era el puro amor,
y el pasado liviandad.
Mas no hubiera alli pensar

    viendose tan festeiadas
    del que vian,
d   «¿que se fizo aquel danzar,
    aquellas ropas chapadas
    que traian?»

a   Las huestes inumerables,
los pendones y estandartes
y banderas,

b   los castillos impunables,
los muros y baluartes
y barreras,

c   la cava honda chapada,
o cualquier otro reparo,
¿que aprovecha,

d   si quando vienes airada
todo lo pasas en claro
con tu flecha?

Iorge Manrique

Glosa

No te esfuerces, pecador,
con tu privança y valia,
camina por otra via,
que no aprovecha el favor
cuando la muerte porfia.
Ni te seran favorables
con ardid fuerças ni artes,
aunque quieras,
a   «las huestes inumerables,
los pendones y estandartes
y banderas».

Todo aquello queda atras,
todo se pone en olvido,
porque despues de partido
tan presto lo olvidaras,
como si no hubiera sido.
Y aunque fuertes y admirables,
mira si pueden ser parte
que no mueras,
b «los castillos impunables,
los muros y baluartes
y barreras».

Mira si podras valerte
en esta dura contienda,
o si con casa, o hazienda,
es posible defenderte
quando la muerte te ofenda.
Pues siendo la hora llegada
de hallar el hombre amparo
no hay sospecha,
c «la cava honda chapada,
o cualquier otro reparo,
¿que aprovecha»

o muerte, aunque te detengas
si a mostrar tu presupuesto,
a todos es manifiesto
que a qualquier tiempo que vengas,
pensamos que vienes presto;
que la fuerça sea estremada

y el entendimiento raro?
¿que aprovecha,
«si quando vienes airada
todo lo pasas en claro
con tu flecha?»

a   Tantos Duques ecelentes,
    tantos Marqueses y Condes
    y Barones

b   como vimos tan potentes
    di, Muerte, ¿do los escondes
    y los pones?

c   Y sus mui claras hazannas
    que fizieron en las guerras
    y en las pazes,

d   quando tu cruel te ensannas,
    con tu fuerça los atierras
    y desfaces.

Iorge Manrique

GLOSA

    Oh muerte, fin de los bienes
que ciegan en esta vida.
Qualquiera humano te olvida,
pero tu primero vienes,
que piensen en tu venida.
Y ninguno para mientes
que quando al tiempo respondes
descompones
a   «tantos Duques ecelentes,
    tantos Marqueses y Condes
    y Barones».

Con el tiempo te has metido,
mas no el hombre que te espera:
que si el tambien se midiera,
no se pusiera en olvido,
ni a ti te desconosciera.
Mas estos que de imprudentes
no ven morir reyes, condes
y sus dones,
b   «como vimos tan potentes
di, Muerte, ¿do los escondes
y los pones?»

¿Adonde van a parar
aquellos que no pararon
en mirar los que pasaron,
y en ver que se han de acabar,
como aquellos se acabaron?
Y que sus fuerças y mannas
se acaban y los destierras
y deshazes,
c   «y sus mui claras hazannas
que fizieron en las guerras
y en las pazes».

Oh muerte, que vas alli
donde esta el mas descuidado,
y el arco va siempre armado.
Di, ¿quien se olvida de ti,
pues a nadie has olvidado?
No bastan fuerças extrannas:

       que aunque tan presto no afierras
       y le plazes,
d   «quando tu cruel te ensannas,
       con tu fuerça los atierras
       y desfaces».

a   No se os faga tan amarga
la batalla temerosa
que esperais,

b   pues otra vida mas larga
de fama tan gloriosa
aca dexais.

c   Aunque esta vida de honor
tampoco es eternal
ni duradera,

d   mas con todo es muy meior
que la otra temporal
perescedera.

Iorge Manrique

Glosa

Esta vida es emprestada,
y andamos cargados de ella:
mas no queriendo torcella
al cabo de la iornada
mucho se gana en perdella.
Y pues tan grave es la carga
de esta vida trabaiosa
donde estais,
a   «no se os faga tan amarga
la batalla temerosa
que esperais».

      Si quereis no dar caida,
      ved que el camino se acierte:
      que quien vive en Christo fuerte,
      moriendo gana la vida,
      que el nos gano con su muerte.
      Y pues el de vos se encarga,
      no os parezca grave cosa
      que murais,
b   «pues otra vida mas larga
      de fama tan gloriosa
      aca dexais».

      Quando hombre se determina
      de morir con sancto celo,
      queda la fama en el suelo,
      y el anima, que es divina,
      goza con Christo en el cielo.
      Goza a Dios que es lo meior,
      queda aca fama especial
      muy entera,
c   «aunque esta vida de honor
      tampoco es eternal
      ni duradera».

      Que en fin habra cabo en ella
      y aunque tarde en ser llegado,
      tengan por averiguado
      que el tiempo triunfara de ella
      como de todo ha triumphado.
      Y aunque el mundo haga honor,

       la gloria es lo principal
       que lo esmera,
d   «mas con todo es muy meior
       que la otra temporal
       perescedera».

a   El vivir que es perdurable
    no se gana con estados
    mundanales,

b   ni con vida deleitable
    en que moran los pecados
    infernales.

c   Mas los buenos religiosos
    gananlo con oraciones
    y con lloros,

d   los caualleros famosos
    con trabaios y afliciones
    contra moros.

Iorge Manrique

Glosa

    Los faustos dexemos ya,
y las honras olvidemos:
pues que tan claro sabemos
quanto mas nos honrara
Christo, que honrarnos podemos.
Que aunque en el mundo es loable
ser ricos, altos y honrados
los mortales,
a   «el vivir que es perdurable
no se gana con estados
mundanales».

No se gana con mandar
ni menos con adquirir,
ni se gana con seguir
lo que al hombre ha de dannar
al tiempo del despedir.
Que nuestro Dios inefable
no se gana con cuidados
mundanales,
b «ni con vida deleitable
en que moran los pecados
infernales».

No puede vivir en el
quien al mundo es sometido:
que este bien no merescido
ganase siguiendo aquel
que por mi fue perseguido.
Quieren los presumptuosos
ganalle teniendo dones
y thesoros,
c «mas los buenos religiosos
gananlo con oraciones
y con lloros».

Ganalo el que es avisado
con servirle y humillarse,
y bien puede asi ganarse,
que el coraçon humillado
haze al alma levantarse.
Gananle los animosos,

venciendo las tentaciones
con sus lloros,
d «los caualleros famosos
con trabaios y afliciones
contra moros».

a   No gastemos tiempo ya
en esta vida mezquina
de tal modo,

b   que mi voluntad esta
conforme con la divina
para todo.

c   Yo consiento en mi morir
con voluntad plazentera,
clara y pura:

d   que querer hombre vivir
quando Dios quiere que muera
es locura.

Iorge Manrique

Glosa

Oh humano, que estas en calma
y en ser descuidado sobras,
mira la gloria que cobras
quando al recibo del alma
llega el gasto de tus obras.
Y pues el tiempo se va,
es el todo,
a   «no gastemos tiempo ya
en esta vida mezquina
de tal modo».

Mire el pecador y crea,
tenga al mundo en un cabello,
que si quiere aborrescello,
todo el gozo que desea
lo alcançara con querello.
Diga al mundo: vete ya,
y tu, mi alma, camina
de otro modo,
b   «que mi voluntad esta
conforme con la divina
para todo».

No quiero, mundo, tu si,
pues tienes tan cierto el no;
tras mi redemptor me vo,
porque ya no vivo en mi,
sino en quien por mi murio.
Pues me manda apercibir,
aunque la hora postrera
sea tan dura,
c   «yo consiento en mi morir
con voluntad plazentera,
clara y pura».

Porque muy mayor consuelo
alla que aca cobrare:
pues es claro que vere
con mis oios en el cielo
el que aca vi con la fe.
Ya no quiero mas seguir

　　　　esta mundana bandera
　　　　no segura,
　d　　«que querer hombre vivir
　　　　quando Dios quiere que muera
　　　　es locura».

a   Tu, que por nuestra maldad
    tomaste forma cevil
    y baxo nombre.

b   Tu, que a tu divinidad
    iuntaste cosa tan vil
    como el hombre.

c   Tu, que tan grandes tormentos
    sofriste sin resistencia
    en tu persona.

d   No por mis merescimientos,
    mas por tu sola clemençia
    me perdona.

Iorge Manrique

Glosa

El fin de lo que he tratado
sea seguirte el Christiano
teniendo el mundo por vano,
pues lo subes de su estado
a otro mas soberano.
Das a quien su voluntad
trata como cosa vil
gran renombre,
a   «Tu, que por nuestra maldad
    tomaste forma cevil
    y baxo nombre».

Tu en la Virgen encarnaste
quesiste vestirte alli,
y para hazello asi,
los dos extremos iuntaste
por estremarte por mi.
Quitas de mi la maldad,
porque el demonio sutil
no me asombre,
b «Tu, que a tu divinidad
iuntaste cosa tan vil
como el hombre».

Pues ¿quien me hizo subir?
¿Quien se baxo por subirme,
y quien vino a redimirme
y a carne humana vestir
para la gloria vestirme?
¿Quien con sus merescimientos
revocando la sentencia
me perdona?
c «Tu, que tan grandes tormentos
sofriste sin resistencia
en tu persona».

¿Que ves en el pecador,
Sennor, pues te dueles de el,
o que te meresce aquel,
pues que siendo tu deudor
quesiste pagar por el?
Pues ya que tus fundamentos

	no mira la insuficiencia
	en la persona,
d	«no por mis merescimientos,
	mas por tu sola clemençia
	me perdona».

Tomado de **Cancionero del excelentísimo poeta George Montemayor** (Zaragoza, 1562).

APENDICE

Marco Aurelio y Manrique

Fredo Arias de la Canal

La influencia de la historia de los romanos durante la época de la reconquista es evidente en el **Romancero** y en otros poemas. Los cristianos formaron la imagen de Santiago para darles fe en la victoria, mas los caudillos castellanos se empapaban en la historia épica de otros pueblos para imitarlos en la virtud y en las armas. En las **Coplas por la muerte de su padre**, Jorge Manrique (1440-79), demuestra su admiración al comparar a su padre con aquellos personajes:

En ventura Octaviano,
Iulio Cesar en vencer
y batallar,
en la virtud Africano,
Anibal en el saber
y trabaiar,
en la bondad un Traiano,
Tito en liberalidad
con alegria,
en su braço Aureliano,
Marco Atilio en la verdad
que prometia,

Antonio Pio en clemencia,
**Marco Aurelio en igualdad
del semblante**,

Adriano en elocuencia,
Teodosio en humildad
y buen talante,
Aurelio Alexandre fue
en disciplina y rigor
de la guerra,
un Constantino en la fe,
Camilo en el grand amor
de su tierra.

Mas entre ellos fue sin duda Marco Aurelio (121-180), quien más lo impresionó. Leamos las **Meditaciones** del filósofo emperador:

Todo lo que pertenece al cuerpo es un río y lo que pertenece al alma es un sueño y vapor, y la vida es una guerra y una residencia temporal, **y después de la fama viene el olvido.** (Libro II).

Corto, entonces, es el tiempo que vive cada hombre y pequeño el nicho de tierra donde vive, y corta también la más larga fama póstuma, siempre y cuando sea continuada por una serie de pobres seres humanos que pronto morirán, si no se conocen a sí mismos, mucho menos conocerán al que murió hace tiempo. (Libro III).

Pero quizá la ambición de lo que se llama fama, te atormente. **Observa la rapidez con que todo se olvida** y contempla el caos del tiempo infinito en cada uno de los lados del presente, y el vacío del aplauso, y la volubilidad y deseo de juzgar en aquellos que pretenden encomiar, y la estrechez del espacio en que está circunscrito, y sosiégate. (Libro IV).

Pero supongamos que aquellos que recuerden sean inmortales y que el recuerdo sea inmortal, ¿en qué te importa esto? Y no digo qué es lo que le importa a los muertos, sino a los vivos. ¿Qué es la alabanza a excepción de que tenga cierta utilidad?

Escuchemos a Manrique:

Recuerde el alma dormida,
avive el seso y despierte,
contemplando
como se pasa la vida,
como se viene la muerte
tan callando.
Quan presto se va el placer,
como despues de acordado
da dolor,
como, a nuestro parescer,
cualquiera tiempo passado
fue meior.

Pues que vemos lo presente
como en un punto se es ido

y acabado,
si iuzgamos sabiamente,
daremos lo no venido
por passado.
No se enganne nadie no
pensando que ha de durar
lo que espera
mas que duro lo que vio,
porque todo ha de pasar
por tal manera.

**Nuestras vidas son los rios
que van a dar en la mar
que es el morir**:
**alli van los sennorios
derechos a se acabar
y consumir**.
Alli los rios caudales,
alli los otros medianos
y mas chicos,
en llegando son iguales
los que viven por sus manos
y los ricos.

Dexo las invocaciones
de los famosos poetas
y oradores,
no curo de sus ficiones
que traen yerbas secretas
sus sabores.

A aquel solo me encomiendo
a aquel solo invoco yo
de verdad
que en este mundo viviendo
el mundo no conoscio
su deidad.

Este mundo es el camino
para el otro que es morada
sin pesar:
mas cumple tener buen tino
para andar esta iornada
sin errar.
Partimos cuando nascemos,
andamos mientras vivimos,
y llegamos
al tiempo que fenescemos:
asi que cuando morimos,
descansamos.

(...)

Ved de cuan poco valor
son las cosas tras que andamos
y corremos,
que en este mundo traidor
aun primero que muramos
las perdemos:
dellas desfaze la edad,
dellas casos desastrados

que acaescen,
dellas por su calidad
en los mas altos estados
desfallescen.

Decidme: la fermosura,
la gentil frescura y tez
de la cara,
el color y la blancura,
cuando viene la vegez,
qual se para.
Las mannas y ligereza
y la fuerça corporal
de iuventud.
Todo se torna graveza,
cuando llega al arraval
de senectud.

Habla Marco Aurelio:

Considera, por ejemplo, la época de Vespasiano, y verás estas cosas, gente casándose, criando hijos, enfermándose, muriéndose, guerreando, divirtiéndose, traficando, cultivando la tierra, adulando, siendo arrogante, sospechando, tramando, deseándole la muerte a alguien, quejándose del presente, amando, atesorando, aspirando al consulado o al reino. Pues, bien, las vidas de esta gente ya no existen. De nuevo, regresa a los tiempos de Trajano y es lo mismo, ya no existen. De la misma manera también observa otras épocas del tiempo y otras naciones enteras y verás cuantas, después de grandes esfuerzos, pronto cayeron y se disolvieron en los elementos. (Libro IV).

No te perturbes, pues todas estas cosas están de acuerdo a la naturaleza del universo y en poco tiempo no serás nadie ni estarás en ningún sitio, como Adriano y Augusto.

(...)

La Corte de Augusto, su mujer, hija, descendientes, ancestros, hermana, Agripa, vasallos, privados, amigos, Areius, Maecenas, médicos y sacerdotes del sacrificio, toda la Corte está muerta. Ahora, observa el resto, no considerando la muerte de uno solo sino de toda una raza como la de Pompeya, y aquello que está inscrito en las tumbas: el último de su raza. (Libro VIII).

Dice Manrique:

Esos reyes poderosos
que vemos por escripturas
ya pasadas,
por casos tristes llorosos
fueron sus buenas venturas
trastonadas.
Asi que no hay cosa fuerte

a Papas ni Emperadores
ni a prelados,
que asi los trata la Muerte
como a los pobres pastores
de ganados.

Dexemos a los troyanos
que sus males no los vimos,
ni sus glorias;
dexemos a los Romanos,
aunque oimos y leimos
sus estorias;
no curemos de saber
lo de aquel siglo pasado
que fue dello:
vengamos a lo de ayer
que tanbien es olvidado
como aquello.

¿Que se fizo el rey don Iuan?
Los Infantes de Aragon
¿que se fizieron?
¿Que fue de tanto galan?
¿Que fue de tanta invencion
como truxeron?
Las iustas y los torneos,
paramentos, bordaduras
y cimeras,
¿que fueron si devaneos?
¿Que fueron sino verduras
de las eras?

¿Que se fizieron las damas,
sus tocados, sus vestidos,
sus olores?
¿Que se fizieron las llamas
de los fuegos encendidos
de amadores?
¿Que se fizo aquel trobar,
las musicas acordadas
que tannian?
¿Que se fizo aquel danzar,
aquellas ropas chapadas
que traian?

Pues el otro su heredero,
don Enrique, que poderes
alcanzaba.
Quan blando, quan falaguero,
el mundo con sus placeres,
se le daba.
Mas vereis cuan enemigo,
cuan contrario, cuan cruel
se le mostro,
habiendole sido amigo;
cuan poco duro con el
lo que le dio.

Las dadivas desmedidas,
los edificios reales
llenos de oro,
las vagillas tan febridas,

los enriques y reales
del tesoro,
los iaezes, los cauallos
de su gente, y atavios
tan sobrados,
¿donde iremos a buscallos?
¿que fueron sino rocios
de los prados?

Pues su hermano el inocente,
que en su vida sucesor
se llamo,
que corte tan ecelente
tuvo, y cuanto grand sennor
le siguio.
Mas como fuese mortal,
metiolo la Muerte luego
en su fragua,
o juicio divinal.
Cuando mas ardia el fuego
echaste agua.

Pues aquel grand condestable,
maestre que conocimos
tan priuado,
no cumple que del se hable,
sino solo que lo vimos
degollado.
Sus infinitos tesoros,
sus villas y sus lugares,

su mandar,
¿que le fueron sino lloros?
Fueronle sino pesares
al dejar.

Pues los otros dos hermanos,
maestres tan prosperados
como reyes,
que a los grandes y medianos
truxieron tan soiuzgados
a sus leyes;
aquella prosperidad
que tan alta fue sobida
y ensalçada,
¿que fue sino claridad,
que estando mas encendida
fue amatada?

Tantos Duques ecelentes,
tantos Marqueses y Condes
y Barones
como vimos tan potentes
di, Muerte, ¿do los escondes
y los pones?
Y sus mui claras hazannas,
que fizieron en las guerras
y en las pazes,
quando tu cruel te ensannas,
con tu fuerça las atierras
y desfaces.

Las huestes inumerables,
los pendones y estandartes
y banderas,
los castillos impunables,
los muros y baluartes
y barreras,
la cava honda chapada,
o cualquier otro reparo,
¿que aprovecha?
Si quando vienes airada
todo lo pasas en claro
con tu flecha.

Marco Aurelio expresó:

Observa constantemente que todas las cosas suceden por cambios, y acostumbrate a considerar que nada le gusta más a la naturaleza del universo que cambiar las cosas que existen y crear unas nuevas parecidas, puesto que todo lo que existe es de alguna manera la semilla de lo que será. (Libro IV).

Manrique lo confirmó:

Pues la sangre de los godos,
el linage y la nobleza
tan subida,
por quantas vias y modos
se sume su gran alteza
en esta vida.

Unos por poco valer,
por tan baxos y abatidos
qual los tienen:
otros por mas no poder,
en ofiçios no debidos
se mantienen.

Los estados y riqueza
que nos dexen a deshora
¿quien lo duda?
No les pidamos firmeza,
porque son de una sennora
que se muda.
Que bienes son de Fortuna
que revuelve con su rueda
presurosa,
la cual no puede ser una
ni estar estable ni queda
en una cosa.

Pero digo que acompannen
y lleguen hasta la huesa
con su duenno:
por eso no nos engannen,
pues se va la vida apriesa
como suenno.

Marco Aurelio, a pesar de su dramática comprensión de la pequeñez del ser humano en el universo, reconoció que recuerda más el hombre a sus filósofos que a sus políticos:

Alejandro, Gaius (Julio César) y Pompeyo, ¿qué son en comparación a Diógenes, Heráclito y Sócrates? Puesto que aquéllos estaban relacionados con las cosas, sus causas y su esencia, y sus principios de gobierno eran los mismos. Mas en cuanto a éstos, ¿cuántas cosas les preocupaban y a cuántas otras estaban esclavizados?

Manrique reconoció el valor de la poesía:

Dexo las invocaciones
de los famosos poetas
y oradores,
no curo de sus ficiones
porque traen yerbas secretas
sus sabores.

Fragmento del Discurso pronunciado el día 12 de octubre de 1992, durante la ceremonia de entrega del Premio «**José Vasconcelos**» al poeta dominicano Mariano Lebrón Saviñón. (Tomado de la revista **Norte** No. 370).

Índice onomástico

A
Acebedo: XIX
Adriano: 76, 81
Agripa: 81
Alexandro Magno: 30, 88
Antonio Pio: 75
Aragon [infantes de]: 48, 82
Areius: 81
Aristóteles: VII
Atropos: XX
Augusto: 81
Aureliano: 75
Aurelio Alexandre: 76

B
Baena, Juan Alfonso de: IX
Barnes, Jonathan: VII
Beller, Mara: XIII
Besso: XXII
Bohr: XIII
Borges, Jorge Luis: XXII
Boscán, Juan: XV

C
Camilo el Prudente: 30, 76
Camoens: XIX
Cartago: XXIV
Cetina, Gutierre de: XVI
Christo: 18, 46, 61, 63
Constantino: 76

D
Dilthey, Wilhem: XI, XII, XIII, XIV, XV
DiFranco, Ralph A.: XV, XXI
Diógenes: 88
Droysen, Juan Gustavo: X
Durero, Albreth: XXIII

E
Egipto: VII
Einstein, Albert: XXII
Enrique [don]: 83
Everet: XIV

F
Figueroa, Francisco de: XVI

G
Garrido Chamorro, Manuel: XXIV
Goswani, Amit: XIII

H
Hanibal Africano [Anibal]: 30, 46, 75
Heisenberg: XIII
Heráclito: XXII, 88
Hesiodo: VIII

I
Iuan (don, rey): 48, 82
Iulio Cesar: 30, 75, 88

K
Kant: XI

L
Labrador Herraiz, José Julián: XV, XXI
Lebrón Saviñón, Mariano: 88
Leteo: XXIV

M
Maecenas: 81
Mal Lara, Juan de: XVIII
Manrique, Jorge: 75, 77, 81, 86, 88
Marco Aurelio: 75, 76, 80, 86, 87
Marco Atilio: 75
Montemayor, Jorge de: XVII
Morán de la Estrella [Cartapacio de]: XVI

N
Navarro: XIX
Nilo: XX

O
Ocaso: VIII
Octaviano: 75
Ortega y Gasset, José: XI, XIV

P
Padilla, Pedro de: XXI
Pepe, Inoria: XVIII
Pichardo, Manuel: XXII
Platón: XIV
Pompeo [Pompeyo]: 46, 88
Pompeya: 81

R
Reyes, José María: XVIII
Roma: XXIV

S
Safo de Lesbos: VII
Santiago: 75
Scipion: 30, 46
Séneca: IX
Simón Mago: XXIV
Sócrates: 88
Solá, José Manuel: XXV
Suárez Crespo, Lorenzo: XXVI

T
Tegmark, Max: XIV
Teodosio: 76
Thanatos: VIII
Tito: 75
Titonos: VIII
Traiano: 75, 80

U
Universidad de Cologne: VII
Universidad de Geneve: VII
Universidad de Princeton: XIV

V
Vere, Edward de: XX, XXII
Vespasiano: 80
Virgilio: IX

Indice Alfabetico de primeros versos de las Glosas de Iorge Montemayor

A
A un Papa vereis pensar 43
A quantos por su simpleza 7
A aquella summa sapiencia 13
Adonde van a parar 58
Al que fuere aca mayor 10
Alli las animas ven 16
Aunque este mundo peresce 15

B
Baxo la divinidad 19

C
Cada uno quiere ser mas 48
Con el tiempo te has metido 58
Contemple el entendimiento 4

D
De hoy mas ninguno se nombre 31
De ellas deshaze la muerte 28
Despierte el alma que osa 3
Dexemos a los Scipiones 46
Dexemos los que tomaban 46
Do esta Scipion el valiente? 30

E
El fin de lo que he tratado 69
Esta vida es emprestada 60
Este bien que pretendemos 7

Este es quien se ha de invocar 13

G
Ganalo el que es avisado 64

H
Habra mayor desventura 13
Hallareis sus fundamentos 49
Hombre, ¿ternias por bueno 34

L
Las damas andan metidas 51
Las de ahora por mostrarse 52
Los faustos dexemos ya 63
Los que tienen confiança 34
Los poetas que trataron 12

Ll
Llega aquel que estuvo fuerte 16

M
Mas nadie lo ve ni siente 49
Mira si podras valerte 55
Mira bien que te conviene 28
Mira, pecador, por ti 4
Mire el pecador y crea 67
Muere el rey, muere el pastor 42
Muger, ¿ternas por sesudo 25
Muy bien entiende el Christiano 16

N
Nadie piense ser tenido 31
Ni os aprovecha saber 10

No ven que mas estremado 52
No puede vivir en el 64
No me diran lo que ha sido 31
No quiero, mundo, tu si 67
No te esfuerces, pecador 54
No habria otro morir 10
No queramos de ti mas 37
No hay quien siga la opinion 24
No se gana con mandar 64
No hay humana fermosura 27

O
O muerte, aunque te detengas 55
Oh muerte, que vas alli 58
Oh humano, que estas en calma 66
Oh muerte, fin de los bienes 57
Oh quanto el Christiano gana 6

P
Pecador, ¿por que te fias 36
Por que, hombre, mas despacio 39
Porque muy mayor consuelo 67
Porque si ves el pasar 4
Porque en nosotros veremos 46
Porque algunos destos fueron 43
Porque toda fermosura 22
Pues ¿quien habra que no huya 7
Pues las riquezas y bienes 28
Pues ¿quien me hizo subir? 70
Pues conosce, pecador 22

Q
Quando hombre se determina 61

Que si el mundo malo fuera 19
Que en el mundo a do vivimos 19
Que ves en el pecador 70
Que muerte, con gran presteza 43
Que en fin habra cabo en ella 61
Que piensas que ganaras 37
Quien al mundo echa culpa 18
Quien hay que en el mundo pone 33

S
Si en poder de alguno fuese 25
Si quereis no dar caida 61
Si salvarnos pretendemos 45
Si Dios un arte ensennara 25
Si de esta mundana guerra 37
Si da fortuna un contento 34
Sin hinchazon, sin un vos 49

T
Teme infierno y purgatorio 40
Tiempo, ya que vos sabeis 21
Todo aquello queda atras 55
Tu en la Virgen encarnaste 70

V
Va el hombre por mal camino 40
Vemos que se va la vida 9
Vemos que nadie se da 40
Vieran a su Redemptor 52

Y
Y si a ello os replicare 22

Indice General

Prologo
La vida que pasa
    Fredo Arias de la Canal VII

Glosa sobre las Coplas
de
don Iorge Manrique
por
Iorge Montemayor

Recuerde el alma dormida 3
Pues que vemos lo presente 6
Nuestras vidas son los rios 9
Dexo las invocaciones 12
Este mundo es el camino 15
Este mundo bueno fue 18
Dezidme: la fermosura 21
Si fuesse en nuestro poder 24
Ved de quan poco valor 27
Pues la sangre de los godos 30
Los estados y riqueza 33
Pero digo que acompannen 36
Los plazeres y dulçores 39
Esos reyes poderosos 42
Dexemos a los Troyanos 45
Que se fizo el rey don Iuan 48
Que se fizieron las damas 51
Las huestes inumerables 54
Tantos Duques ecelentes 57
No se os faga tan amarga 60

El vivir que es perdurable 63
No gastemos tiempo ya 66
Tu, que por nuestra maldad 69

APENDICE
MARCO AURELIO Y MANRIQUE
    Fredo Arias de la Canal 75

INDICE ONOMASTICO 89

INDICE ALFABETICO DE PRIMEROS VERSOS
DE LAS GLOSAS DE IORGE MONTEMAYOR 93

Esta segunda edición de
500 ejemplares de
**Glosa sobre las Coplas
de
Don Iorge Manrique
por
Iorge Montemayor**
con el
**Prologo
La vida que pasa**
y el Apéndice
Marco Aurelio y Manrique
por
Fredo Arias de la Canal
terminó de imprimirse en
Junio de 2018.

La edición de la presente obra estuvo a cargo de:
Daniel Gutiérrez Pedreiro

Corrección:
Silvia Patricia Plata